虹色健康法 2
音楽と色による心の回復

内藤 允子 著
NAITO Mitsuko

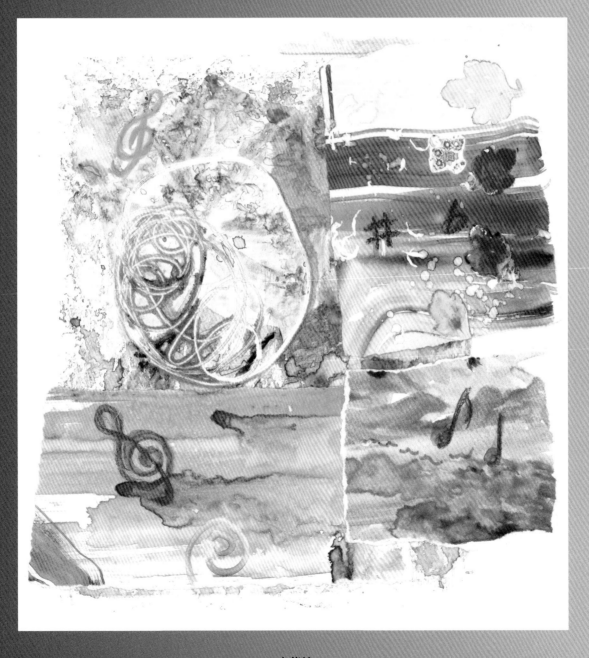

文芸社

「虹に魅せられて」

子どもたちは雨の向こうに
素敵な虹を見つけました。

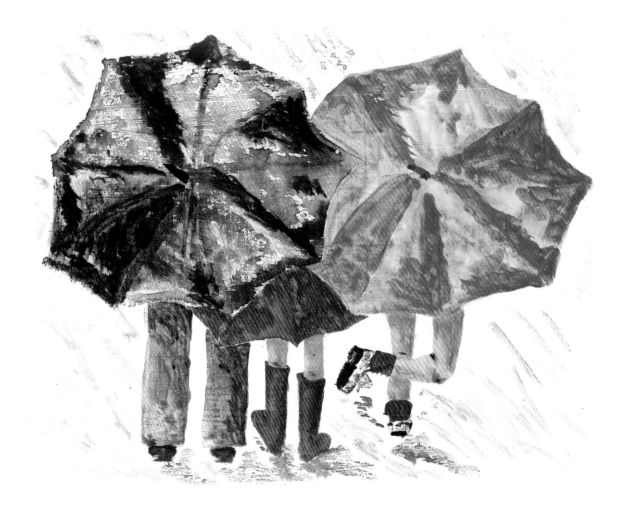

虹

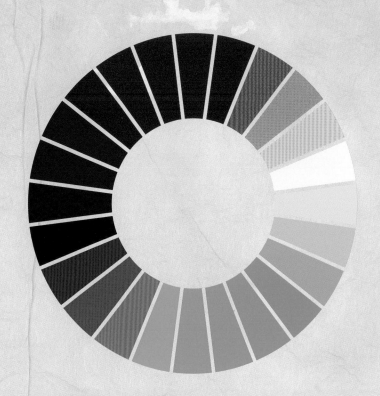

虹は心の中にも、いつもあります。

気分によって色は違い、色によって心が変わります。

あなたの気分は、

赤　　→　　心は刺激されて行動的

橙　　→　　活動的で陽気

黄　　→　　明るく前向き

緑　　→　　静かで自然を感じる

青　　→　　ゆったり、理知的、落ち着き

水　　→　　静的、自信ない

紫　　→　　高貴、独創的

ピンク　→　　やわらかく明るい、優しい

あなたの心に流れる好きな音楽には、どんな色がついているでしょうか。

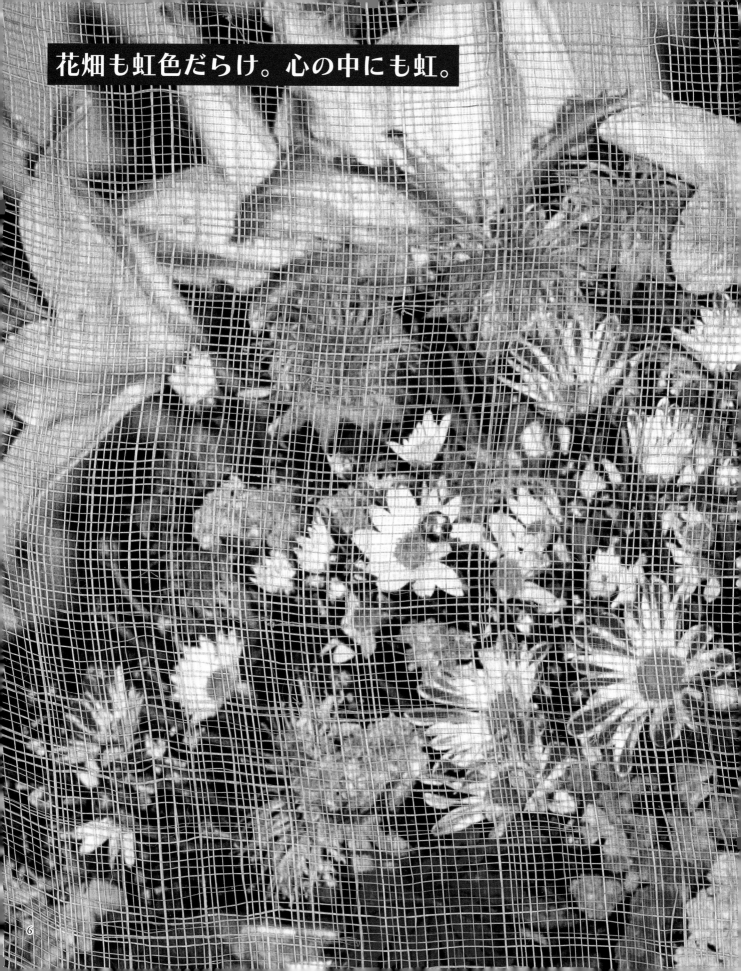

花畑も虹色だらけ。心の中にも虹。

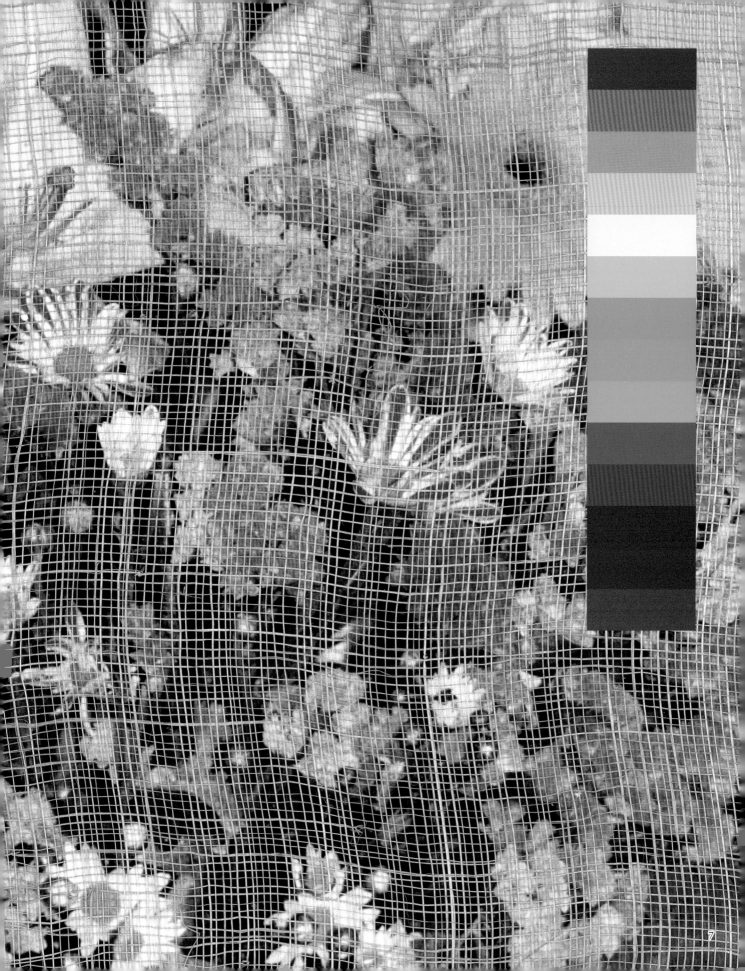

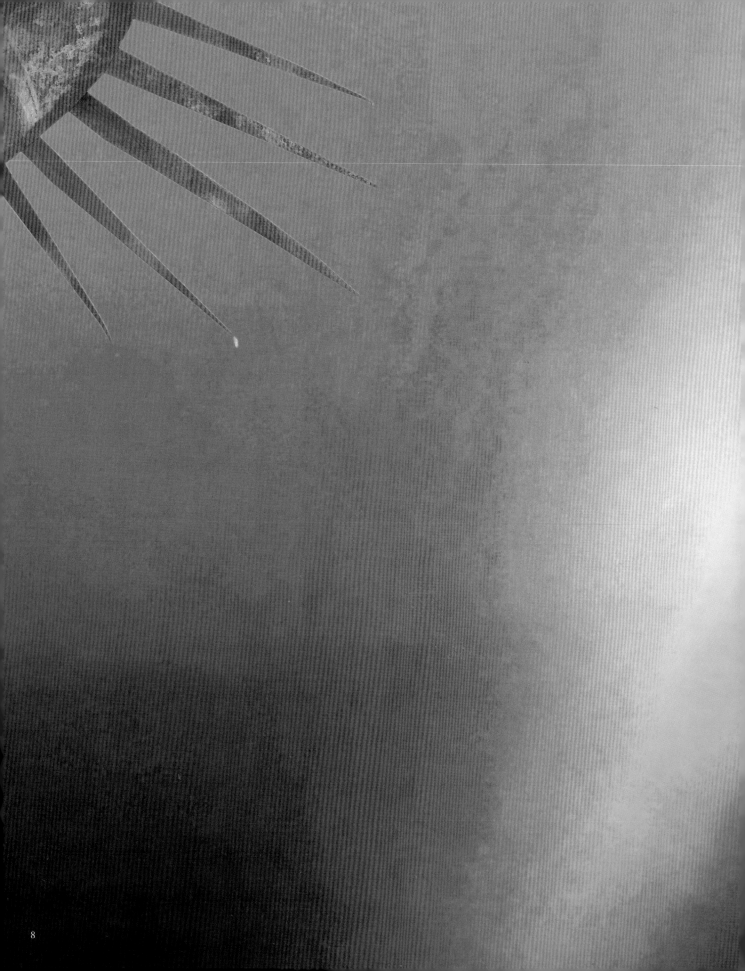

宇宙の虹

地球に届くまでに、どれほど虹ができているでしょうか。

音楽と色による心の回復

●虹色健康法による心のリフレッシュ（回復）

① 今の心にあった色（音楽）を選び、心と色（音楽）を同調させる。

② 虹の色調のグラデーション（音楽）にそって、色（音楽）を変え、心を同調させて（変えて）いく。

色	心・メッセージ	音楽
ピンク	温雅、甘美、幸福、優しい	ロマンス第2番 タイスの瞑想曲
赤	豪華、情熱的、 燃えるような、勇気	威風堂々 惑星「木星」
橙	歓喜、陽気な、元気な、光り輝く	交響曲第9番「合唱」
黄	元気の出る、にぎやか、鮮やか	アイネクライネナハトムジーク 四季「春」
緑	青春、新鮮、自然な、落ち着いた	カノン ペールギュント「朝」
青	冷静な、清潔な、都会的な	G線上のアリア スプリングソナタ
藍	鎮める、深い溝のような、暗い	鳥の歌 フィンランディア
紫	上品、あでやか、不思議な、 崇高な、悩ましい、癒し	ツィゴイネルワイゼン メンデルスゾーン協奏曲

心の回復（リフレッシュ）に必要なのは同質の原理（アルト・シュトラー）

今の気分に合う音楽（または色）を選び、その音楽（色）に涙が出るほど共感してもらい、そこにとどまることなく徐々に音楽（色）を変えてその状態から抜け出し、なりたい気分の音楽（色）にたどり着く。心は回復しているはず。色の順序は虹色順に気分を変えていく。

心のリフレッシュ　音楽とアルファ（α）波

音楽は疲れた心をなぐさめ癒してくれます。そのメロディーが耳から脳に届いて、脳からα波という脳波が出て、リラックス状態・集中力増強の状態へ導いてくれるからです（α波の世界）。
音楽には、それぞれ固有の色がついています（あくまで個人的に異なりますが）。

音楽と色と心の回復メニュー（NAITO）

落ち込みからの回復

♡　暗い気分　⟶　少しずつ明るく　⟶　葛藤を乗り越え　⟶　温かい心へ

色　| 暗い青 | 少しずつ明るい青 | 紫 | ピンク |

♪♪　鳥の歌　　カンツォネッタ、スプリングソナタ　　ツィゴイネルワイゼン　　タイスの瞑想曲

暗い怒りからの回復

♡　いらいら、怒り　⟶　少しずつ静めて和らげる　⟶　健康的に　⟶　平静に

色　| 黒っぽい赤 | 少しずつ明るい赤 | 橙 | 黄 | 緑 |

♪♪　スラブ舞曲10番　　惑星「木星」　　交響曲第9番「合唱」　　アイネクライネナハトムジーク　　グリーンスリーブス

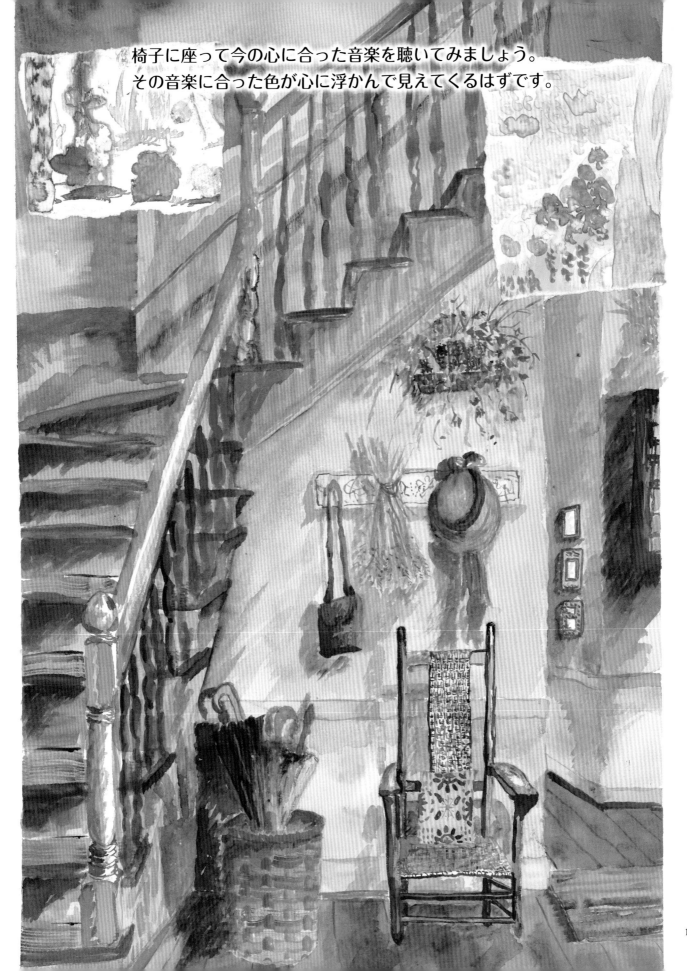

椅子に座って今の心に合った音楽を聴いてみましょう。
その音楽に合った色が心に浮かんで見えてくるはずです。

虹のはじまりは赤

赤から虹色の順に進みます。

◎このページの赤い模
　様を眺めながらCD
　やスマートフォンな
　どで曲を聴くと心が
　共鳴します。

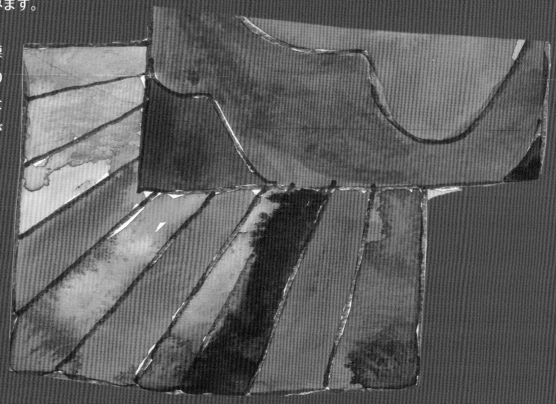

どの色の音楽も個人個人の感覚で異なりますので、
音楽は "たとえば" で取り上げています。

（赤）「威風堂々」（エルガー）
　　　「惑星　木星」（ホルスト）
勇気がわく。元気が出る。

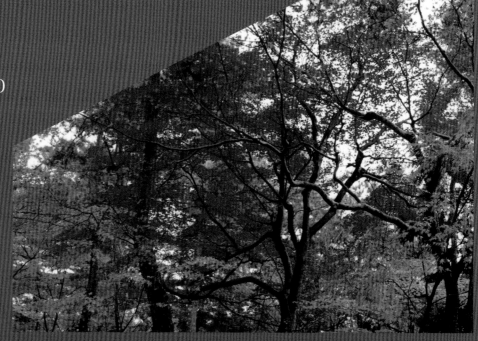

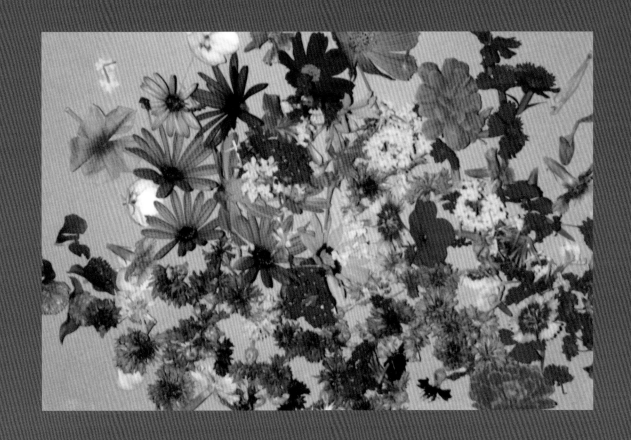

（赤）「カルメン　第1楽章前奏曲」（ビゼー）
明るくワクワクして、思わず踊りだしたくなる。

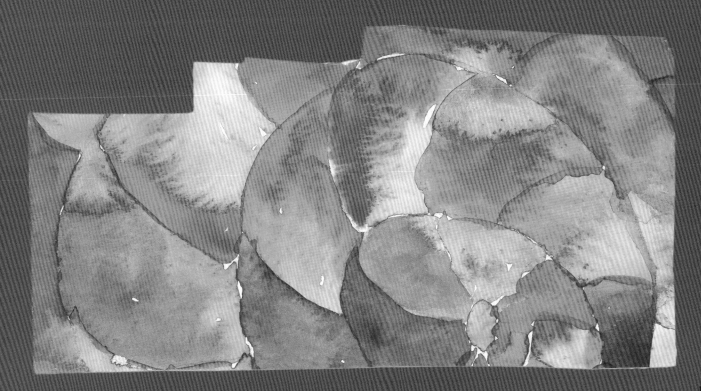

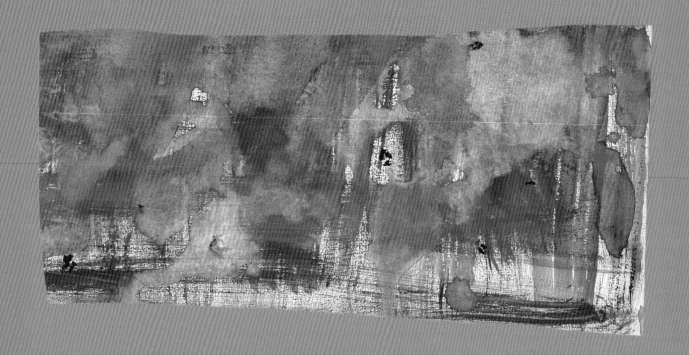

（橙）

「交響曲第９番　合唱」（ベートーヴェン）
静かに始まるが次第に強くなり惹き込まれて、前
向きに新しく進みたい気持ちになります。自分も
人も幸福にしてくれる曲です。合唱は特に美しく
心がはればれします。
◎スマートフォンなどで曲を聴きながら眺める事
　をおすすめします。

（黄）「くるみ割り人形　花のワルツ」（チャイコフスキー）
なめらかに踊り、心を華やかにする。

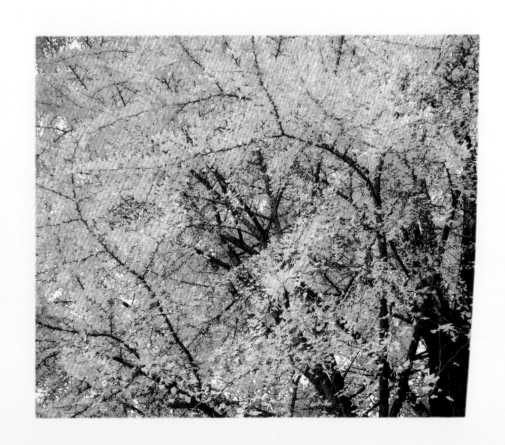

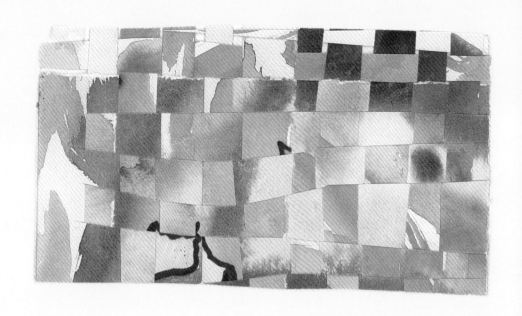

「アイネクライネナハトムジーク」（モーツァルト）
これぞ黄色の心そのものという感じの曲。心が明るく、何でも出来るという高揚した気分になれます。

「四季　春」（ヴィヴァルディ）
優しく華やか。そして踊り出したくなる春です。

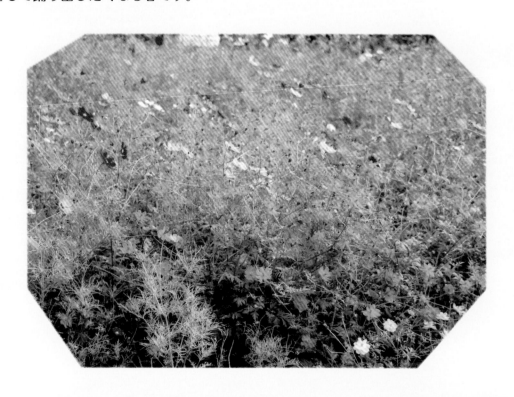

（黄緑）

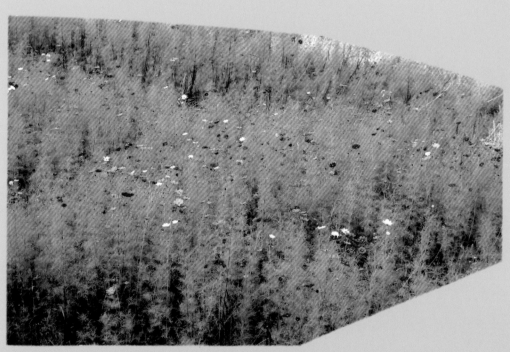

「水上の音楽」（ヘンデル）
穏やかな水の流れや広大な自然を感じます。

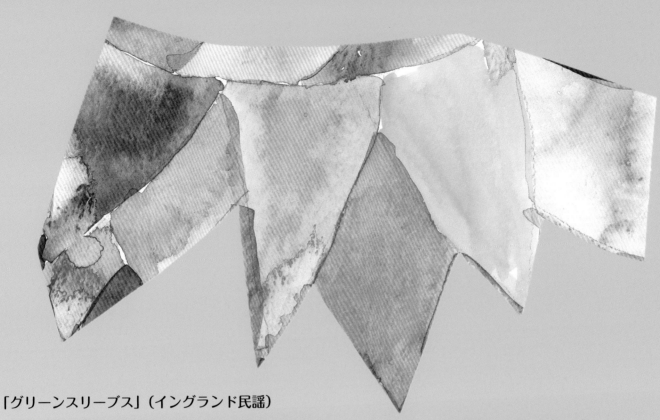

「グリーンスリーブス」（イングランド民謡）
切ない恋、失恋の歌であるが、それを乗り越えた人
生をしみじみと感じさせる。
広々とした草原を感じさせる曲で落ち着きます。

「アリオーソ」（バッハ）
静かに落ちついて、のびのびと、生命
の豊かさを感じさせてくれます。

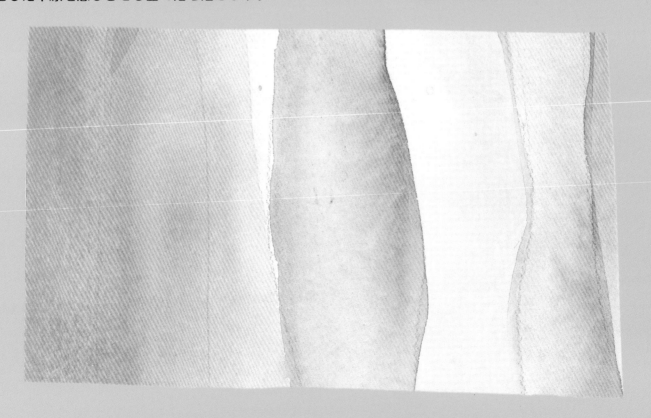

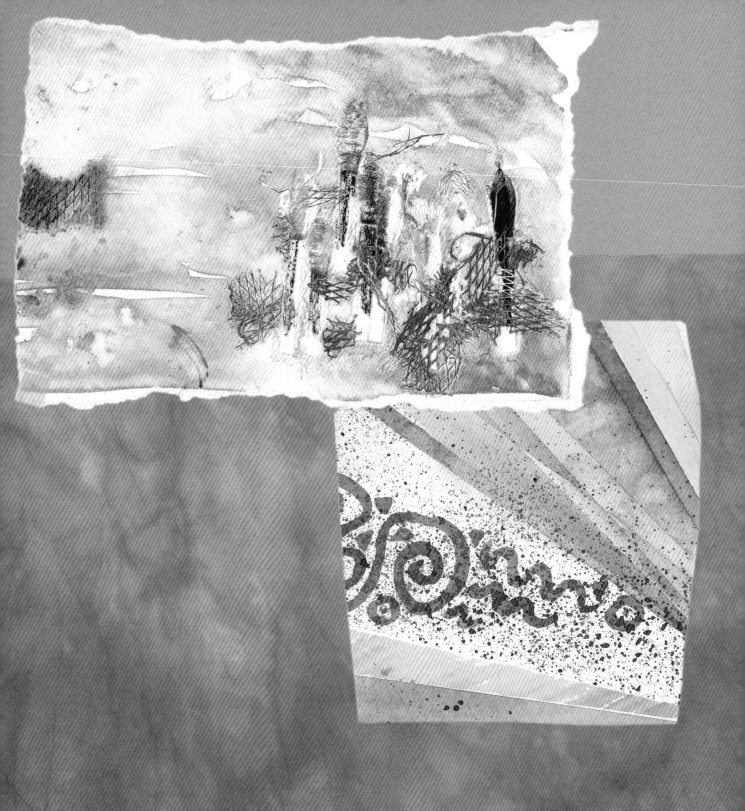

（緑）「アルハンブラの思い出」（フランシスコ・タレガ）
ギターのトレモロ奏法が心に響き、少しもの悲しい。

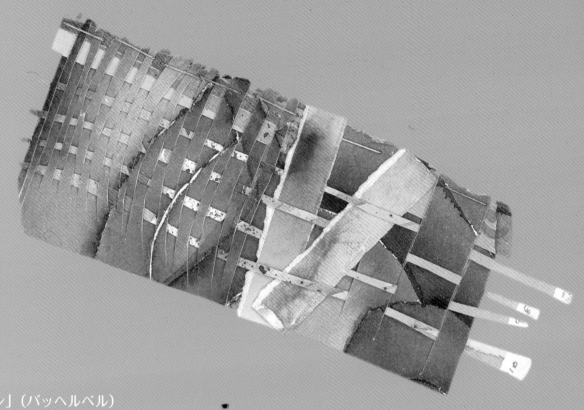

「カノン」（パッヘルベル）
簡単なメロディーで繰り返しが多いが、ゆったり落ち着いた
気分になる。

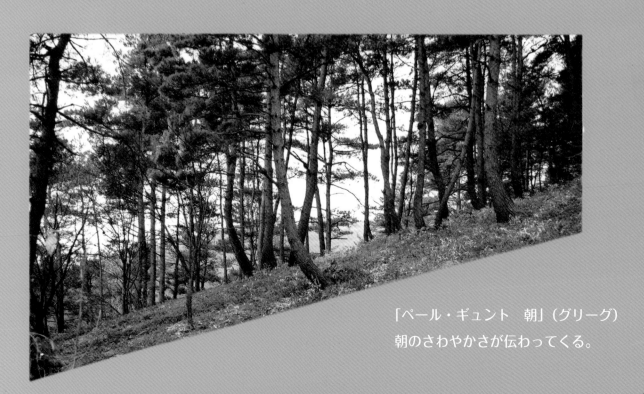

「ペール・ギュント　朝」（グリーグ）
朝のさわやかさが伝わってくる。

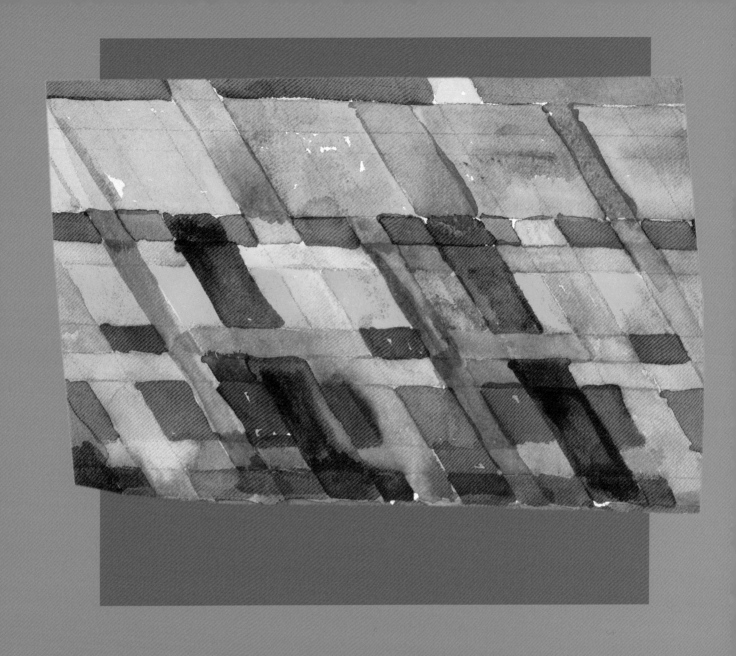

（青緑）「ボレロ」（ラヴェル）
まず、同じリズムが繰り返されるドラムの音に惹きつけられ、
規則正しいまじめな気持ちの中に、金管の美しいメロディー
が繰り返される。

「交響曲第6番　田園」（ベートーヴェン）
緑の田畑が目の前に広がる感じで、日が差し、のどかです。

（青）「G線上のアリア」（バッハ）
穏やかで美しいメロディー。いつのまにか心が落ち着きます。

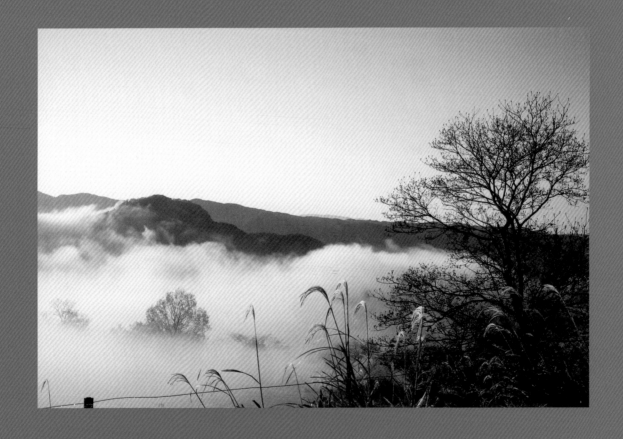

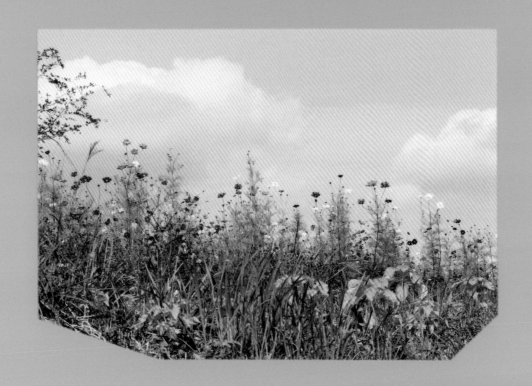

（明るい青）「スプリングソナタ」（ベートーヴェン）
春の日差し明るく、その下でのびのびと遊ぶ。

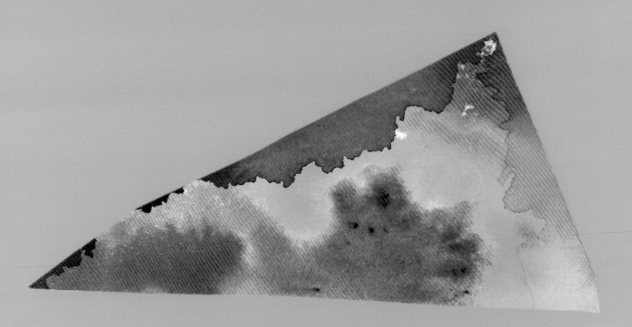

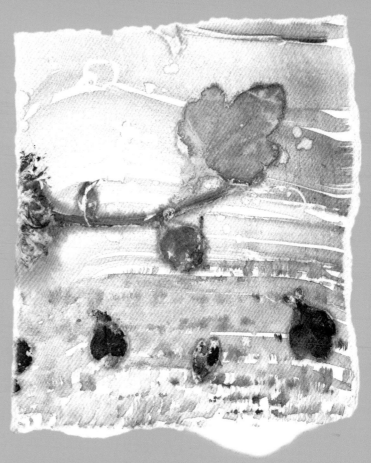

（明るい青）「ノクターン」（ショパン）
優しく、しかし激しく、細かく話しかけてくる。
胸をかきむしられる。

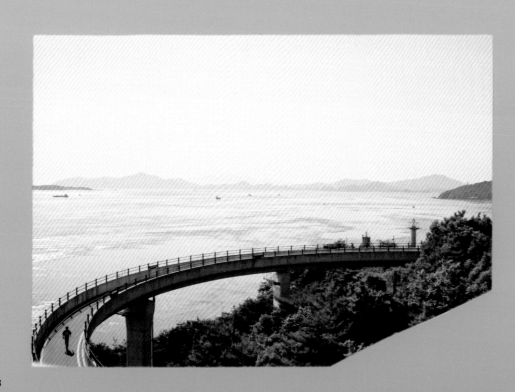

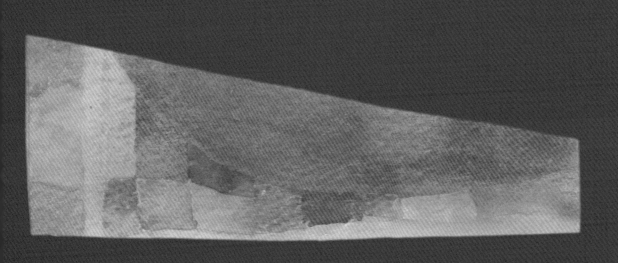

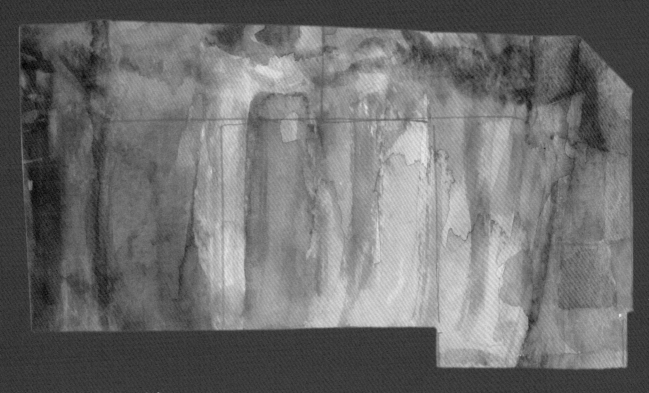

（藍・濃い青）「鳥の歌」（カザルス）
暗い曲調だが、じっと聴いていると、はるか昔が思い出される。

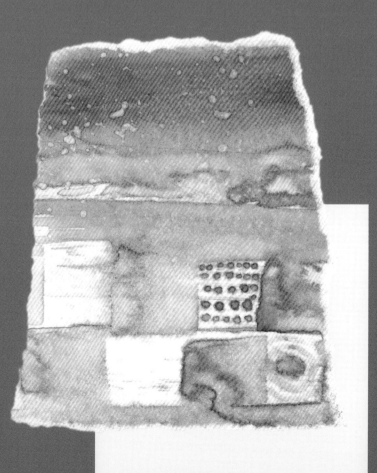

（青紫）
「亡き王女のためのパヴァーヌ」（ラヴェル）
遠くから響いてくる切ない調べは、次第に大きくなり、また、小さくなり、心を回る。

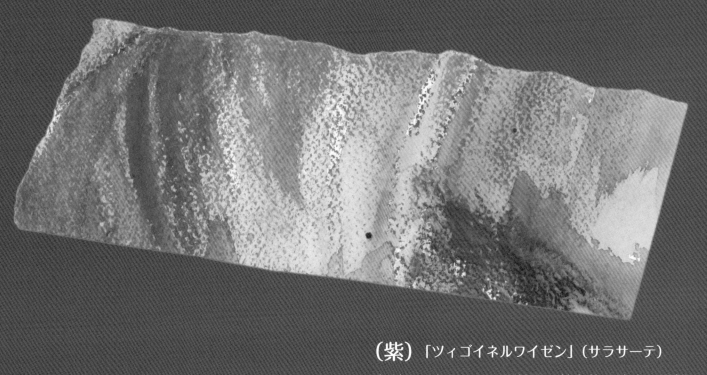

（紫）「ツィゴイネルワイゼン」（サラサーテ）

出だしのあまりにも個性的で魅力的な強さに圧倒
されます。続いて、泣くような音で唱います。
終わりがまたすごい。音楽好きでない人も必ず好
きになります。

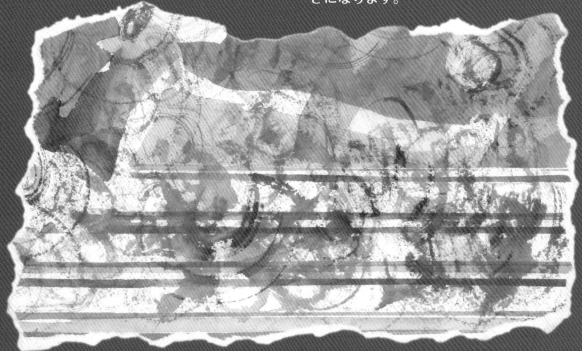

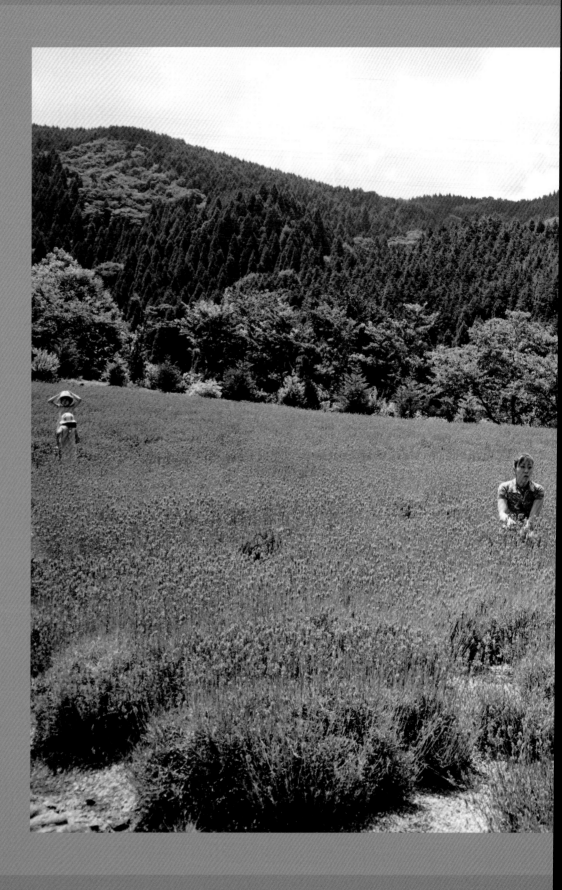

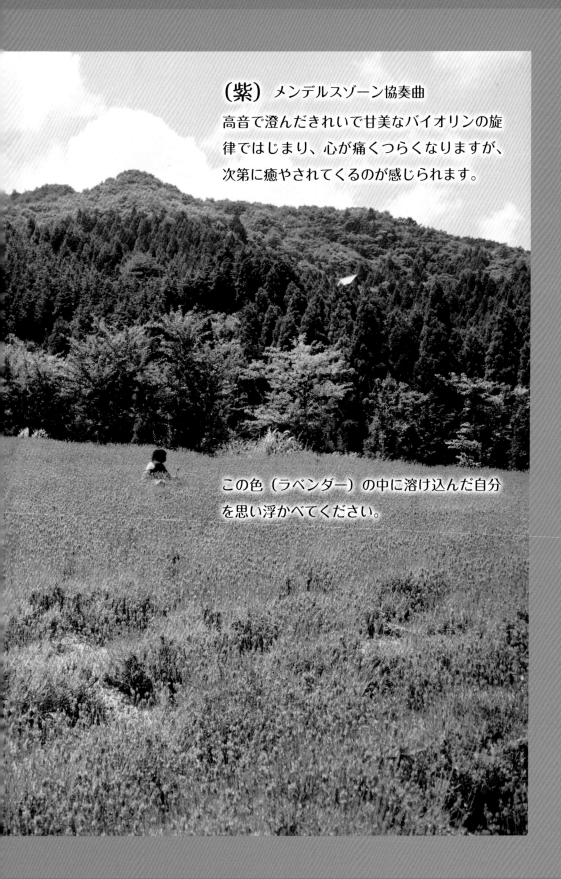

（紫）メンデルスゾーン協奏曲
高音で澄んだきれいで甘美なバイオリンの旋
律ではじまり、心が痛くつらくなりますが、
次第に癒やされてくるのが感じられます。

この色（ラベンダー）の中に溶け込んだ自分
を思い浮かべてください。

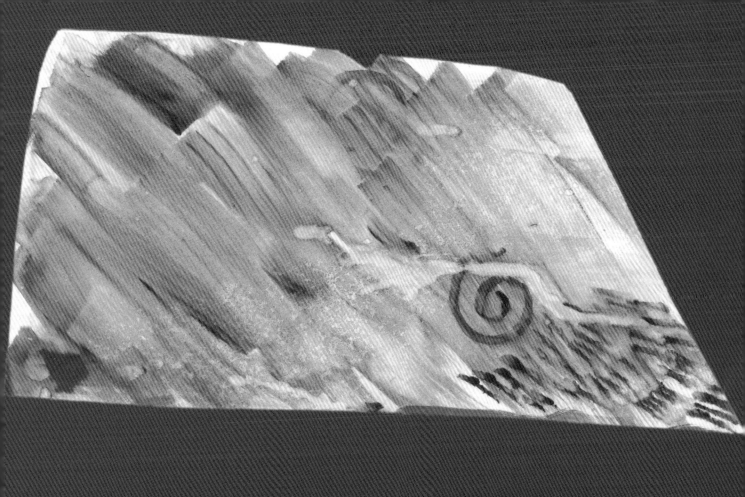

（赤紫）「ラ・カンパネラ」（リスト）
美しく切ないメロディーに激しい伴奏がついて、この世のものとは思えない感動を呼びさます。自分の中の良さも悪さも引き出される気がします。

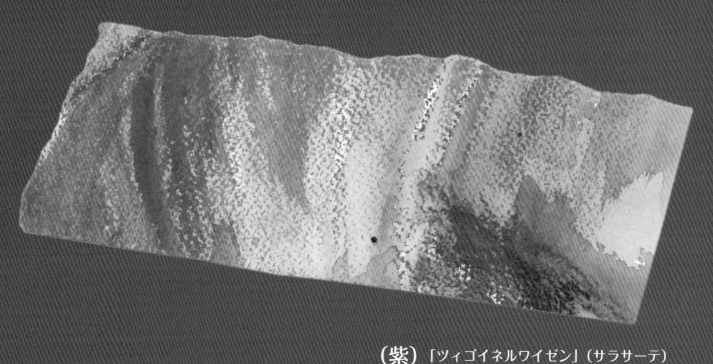

（紫）「ツィゴイネルワイゼン」（サラサーテ）
出だしのあまりにも個性的で魅力的な強さに圧倒
されます。続いて、泣くような音で唱います。
終わりがまたすごい。音楽好きでない人も必ず好
きになります。

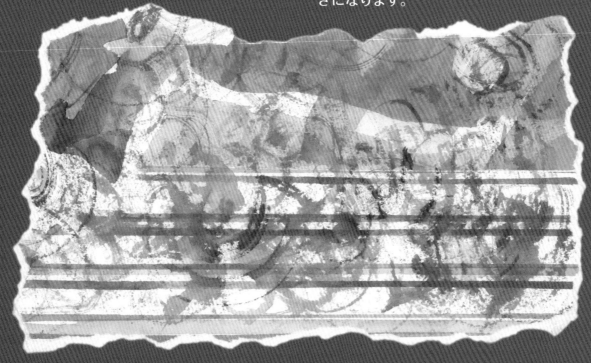

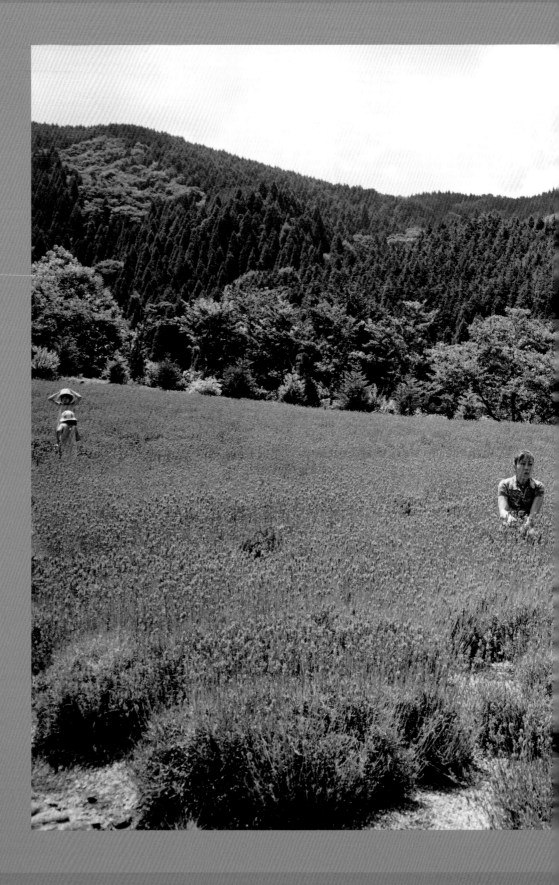

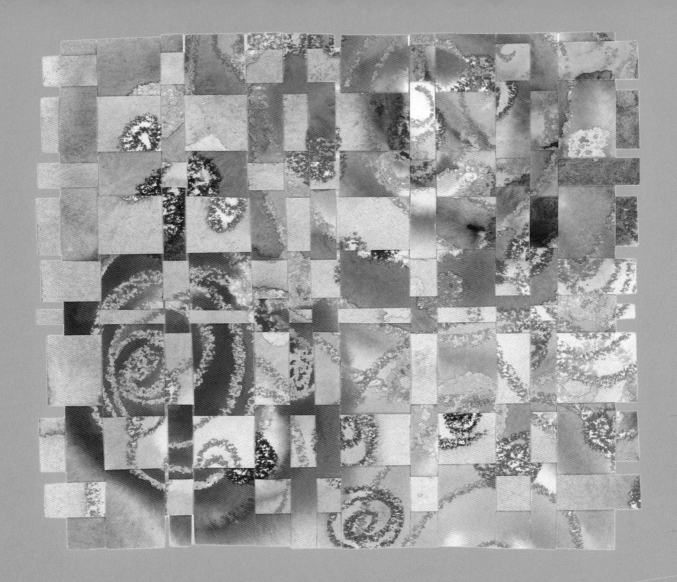

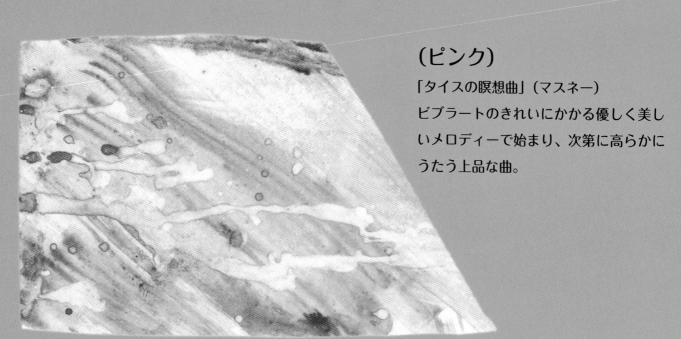

（ピンク）

「タイスの瞑想曲」（マスネー）
ビブラートのきれいにかかる優しく美し
いメロディーで始まり、次第に高らかに
うたう上品な曲。

(虹色) ベートーヴェン交響曲第5番（運命）は、虹のすべての色をあらわしています。

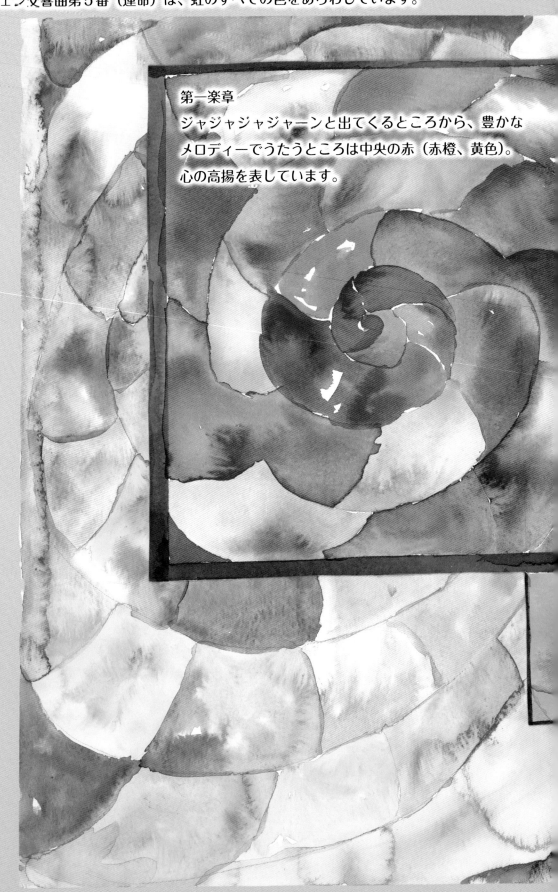

第一楽章
ジャジャジャジャーンと出てくるところから、豊かな
メロディーでうたうところは中央の赤（赤橙、黄色）。
心の高揚を表しています。

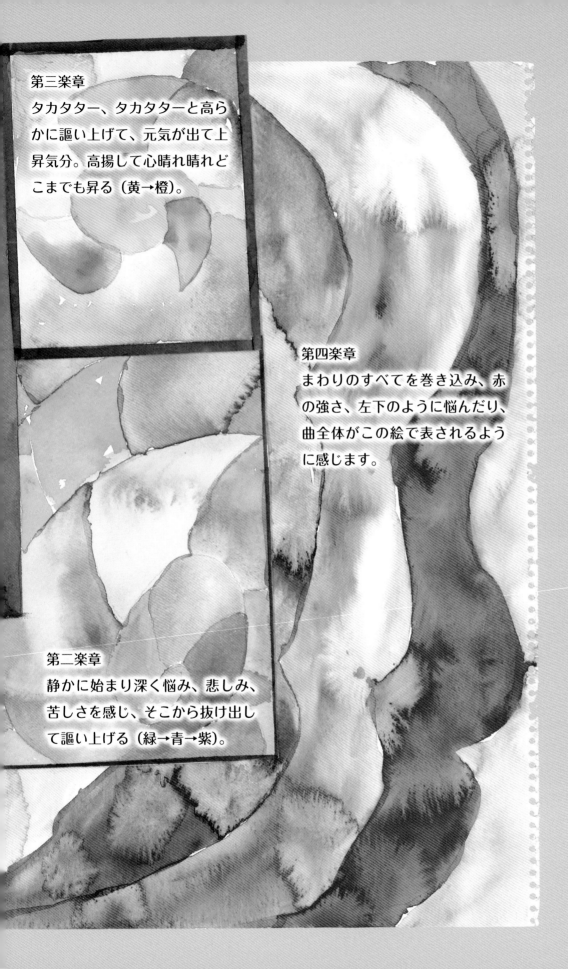

第三楽章
タカタター、タカタターと高らかに謳い上げて、元気が出て上昇気分。高揚して心晴れ晴れどこまでも昇る（黄→橙）。

第四楽章
まわりのすべてを巻き込み、赤の強さ、左下のように悩んだり、曲全体がこの絵で表されるように感じます。

第二楽章
静かに始まり深く悩み、悲しみ、苦しさを感じ、そこから抜け出して謳い上げる（緑→青→紫）。

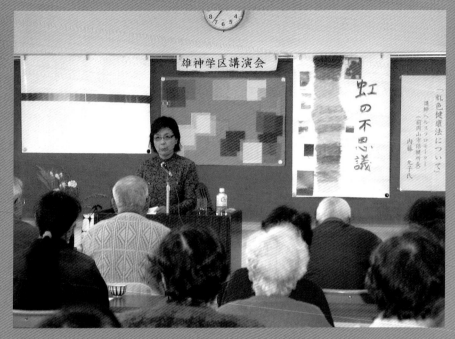

色と心と音楽の講話を色紙と楽器（いろがみ）（バイオリン）を使って行いました。

次ページから始まる作品は受講した方々に、自分の心の色、心の虹、心の風景を色紙で表現していただいた（いろがみ）ものです。どれも個性的で素敵です。

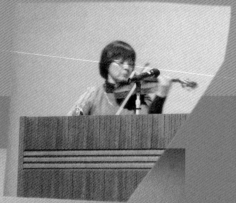

心の講話の資料

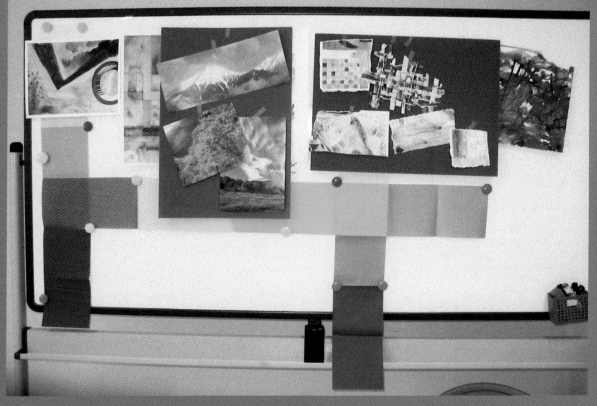

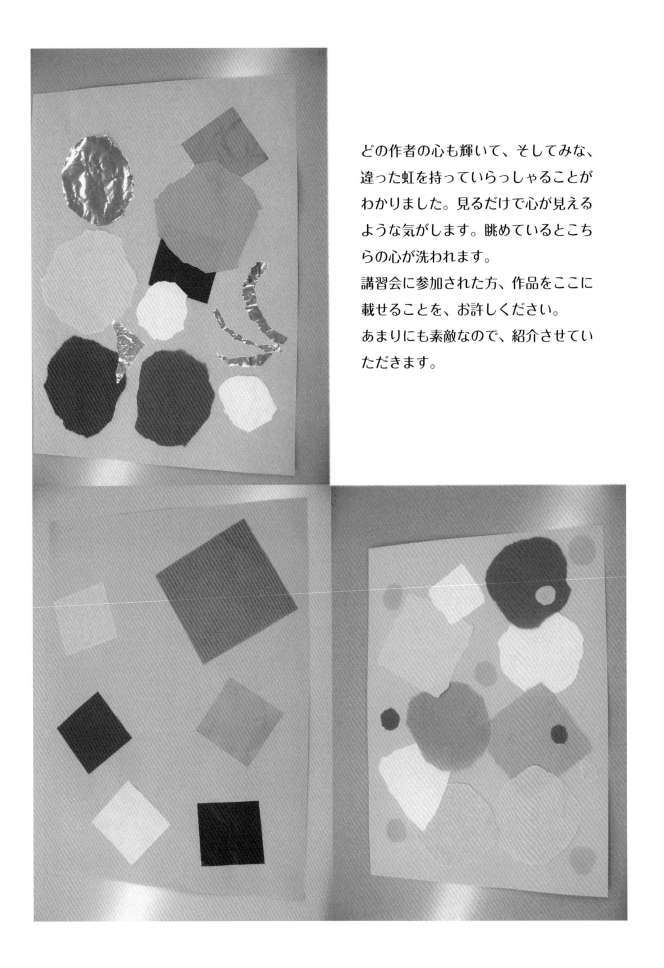

どの作者の心も輝いて、そしてみな、違った虹を持っていらっしゃることがわかりました。見るだけで心が見えるような気がします。眺めているとこちらの心が洗われます。

講習会に参加された方、作品をここに載せることを、お許しください。

あまりにも素敵なので、紹介させていただきます。

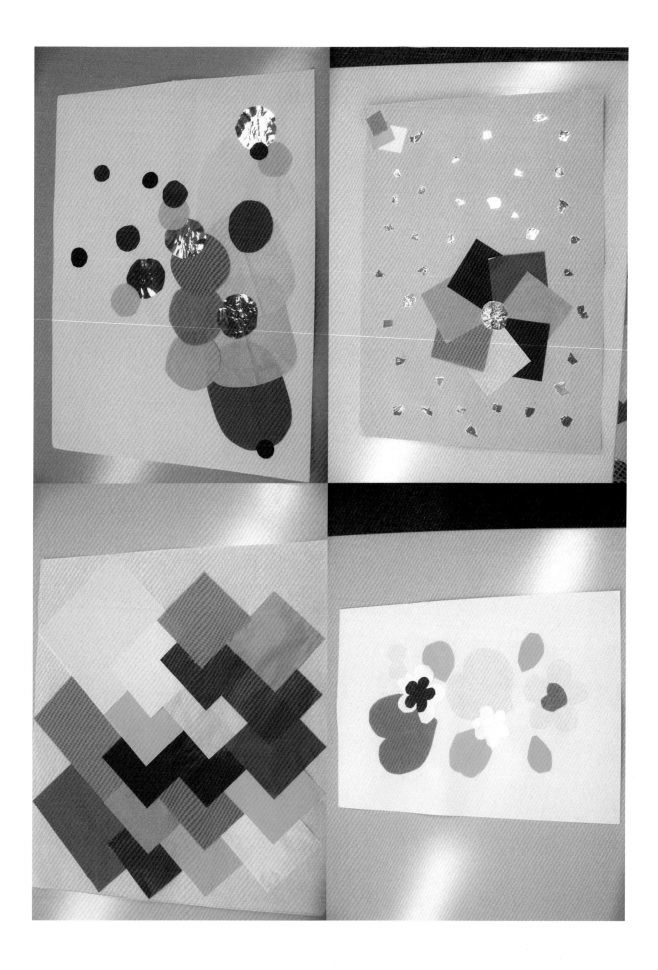

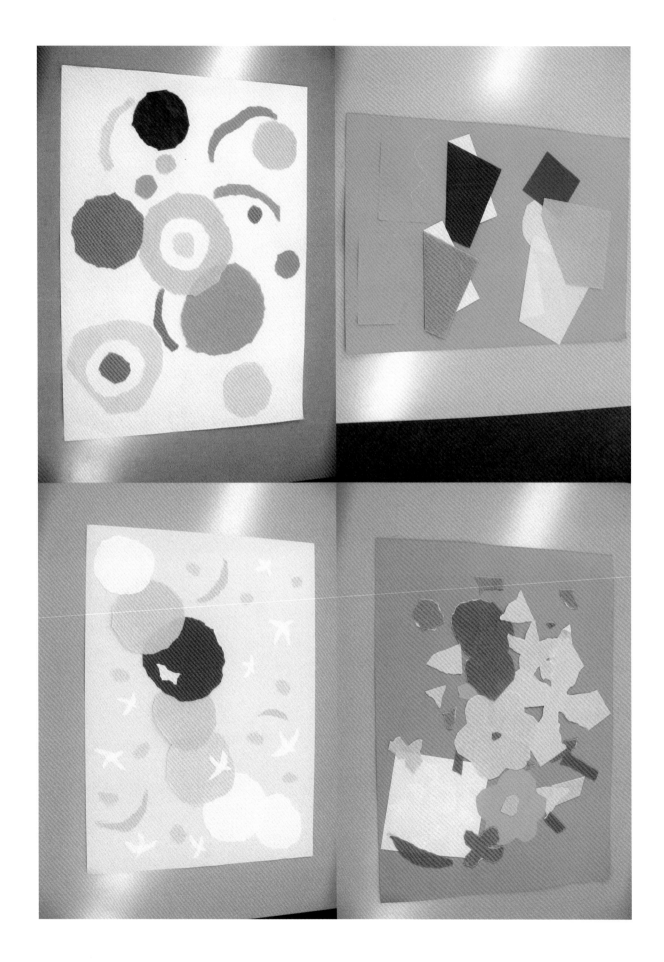

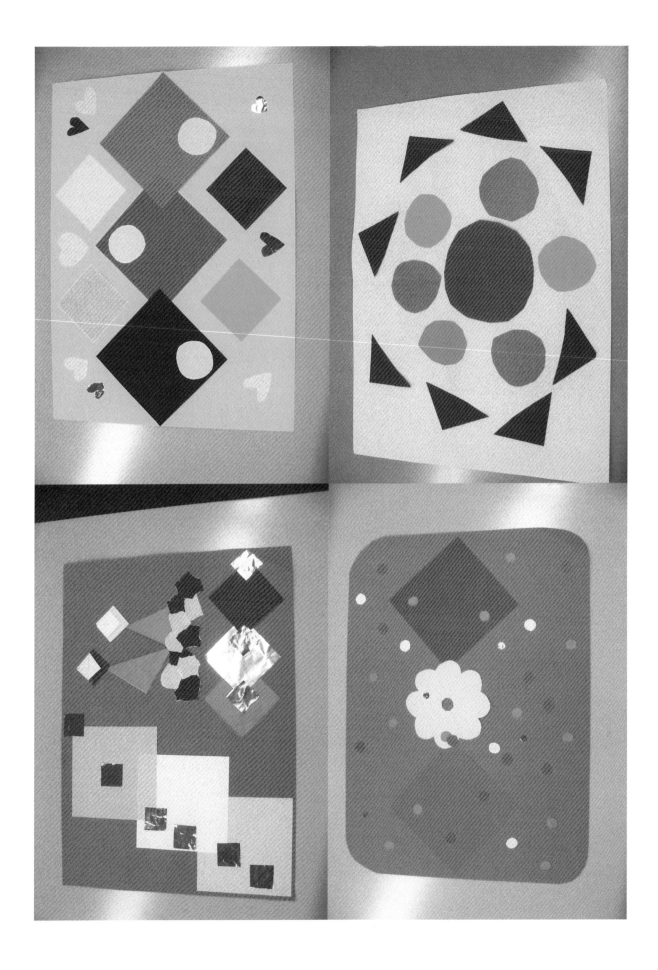

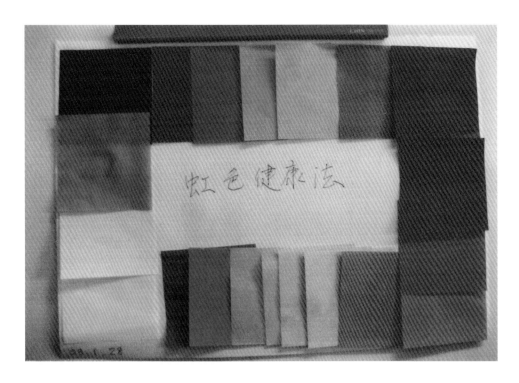

この作者は、あえて黒から始めました。理由は、「俺の人生、今まで暗かった。これからは違う」と冗談でみんなを笑わせてくれました。

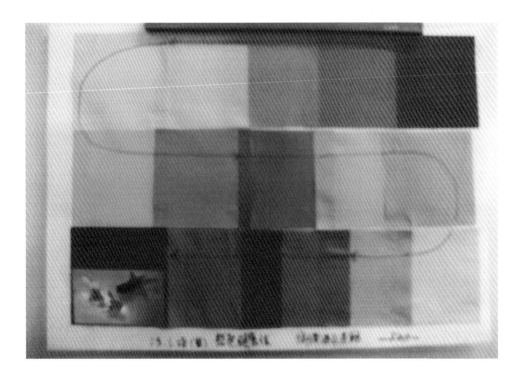

この作者は、お気に入りの写真を持参して、虹の最後に貼り付けてくれました。
心の安定を感じさせられます。

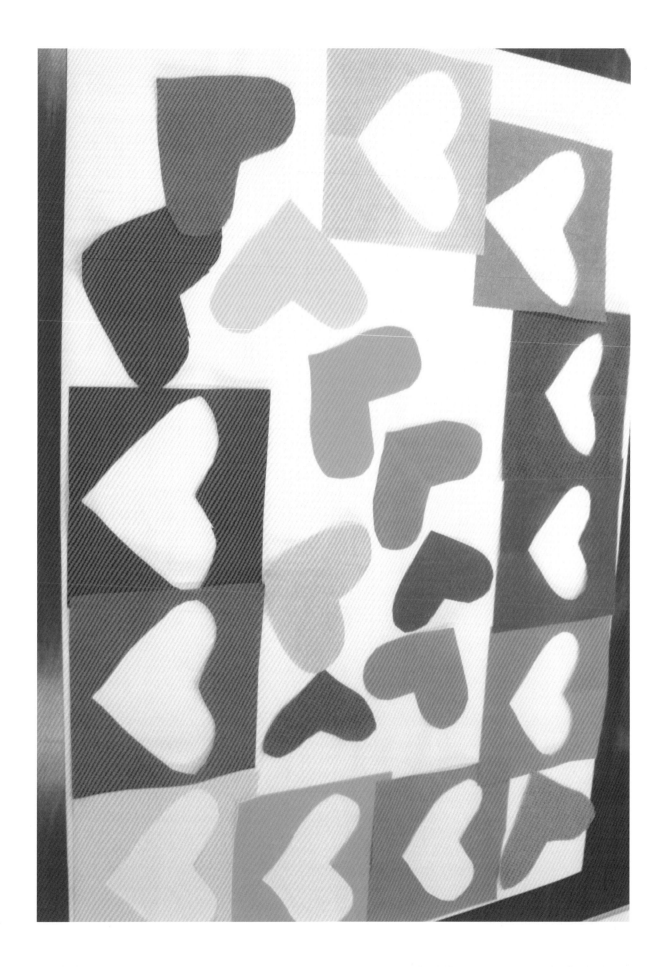

どうか読者の方も、自分の心
の虹を絵にしてみてください。
あなたのめざす心がこんなに
きれいな色だったのかと驚く
ことでしょう。

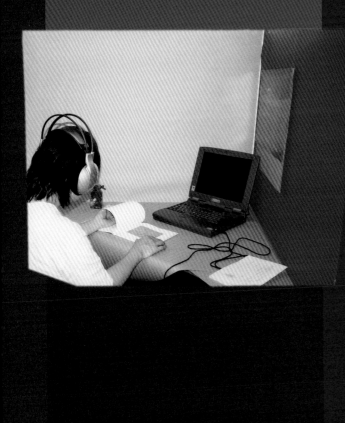

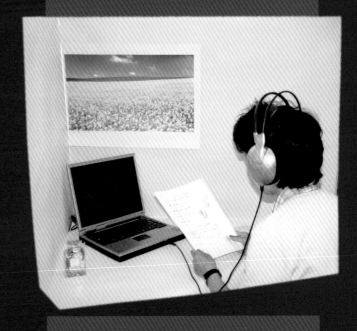

・音楽から、特有な色が放たれているのが、わかる
　でしょうか？
・色を見ていると、その色の音楽が聴こえてくるで
　しょうか？
・音楽と色によって、心を明るく、豊かに変えてい
　きましょう。

おわりに

日本の歌で、すごく淋しい歌から、
青⇒紫⇒ピンクと元気になる歌まで並べました。

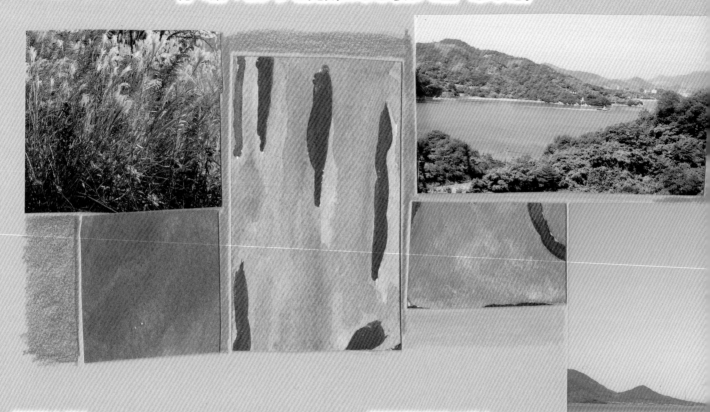

「船頭小唄」

（詞：野口雨情曲：中山晋平）

俺は河原の　枯れすすき
おなじお前も　枯れすすき
どうせ二人は　この世では
花の咲かない　枯れすすき

死ぬも生きるも　ねえお前
水の流れに　何かわろ
俺も　お前も　利根川の
船の船頭で　暮らそうよ

「知床旅情」

（詞・曲：森繁久彌）

知床の岬に　はまなすの咲くころ
思い出しておくれ　俺たちの事を
飲んで騒いで　丘にのぼれば
はるかクナシリに　白夜は明ける

旅の情けか　酔うほどにさまよい
浜に出てみれば　月は照る波の上
今宵こそ君を　抱きしめんと
岩影に寄れば　ピリカが笑う

「琵琶湖周航の歌」

（詞：小口太郎／曲：吉田千秋）

我は湖の子　さすらいの
旅にしあれば　しみじみと
昇る狭霧や　さざなみの
滋賀の都よ　いざさらば

松は緑に　砂白き
雄松が里の　乙女子は
赤い椿の　森陰に
はかない　恋に泣くとかや

「われは海の子」

（文部省唱歌）

我は海の子　白波の
さわぐいそべの　松原に
煙たなびく　とまやこそ
我がなつかしき　住家なれ

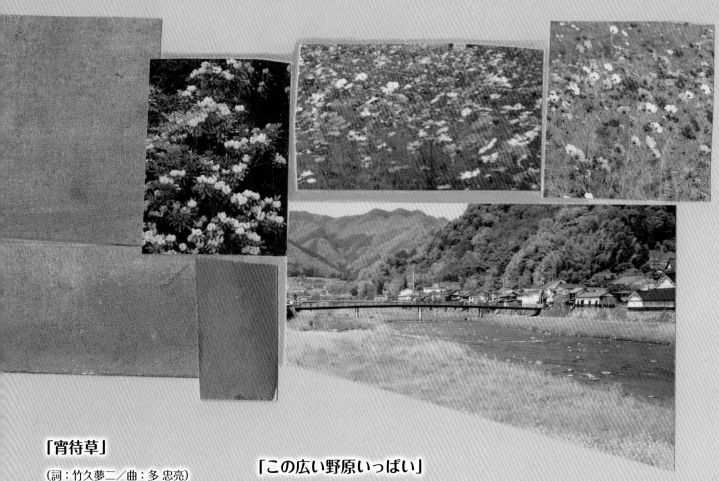

「宵待草」

（詞：竹久夢二／曲：多 忠亮）

待てど暮らせど　来ぬ人を
宵待草の　やるせなさ
今宵は月も　出ぬそうな

「この広い野原いっぱい」

（詞：小薗江圭子／曲：森山良子）

この広い野原いっぱいさく花を
ひとつ残らず　あなたにあげる
赤いリボンの　花束にして

この広い夜空いっぱいさく星を
ひとつ残らず　あなたにあげる
虹にかがやく　ガラスにつめて

この広い海いっぱいさく舟を
ひとつ残らず　あなたにあげる
青い帆に　イニシャルつけて

この広い世界中のなにもかも
ひとつ残らず　あなたにあげる
だから私に　手紙を書いて
手紙を書いて

「川の流れのように」

（詞：秋元康／曲：見岳章）

知らず知らず　歩いて来た
細く長いこの道
振り返れば　遥か遠く
故郷が見える
でこぼこ道や　曲がりくねった道
地図さえない　それもまた人生
ああ川の流れのように
ゆるやかに
いくつも　時代は過ぎて
ああ川の流れのように
とめどなく
空が黄昏に　染まるだけ

⇒　絵を見ながら、順に歌っていくと明日への希望が湧いてきて、元気になれます──

著者プロフィール

内藤 允子 (ないとう みつこ)

1941年	東京生まれ
1947年	長野県千曲市転居
1967年〜	信州大学医学部卒業後、長野県佐久総合病院内科医員として勤務
1969年〜	結婚を機に岡山県へ転居
1970年〜	岡山県済生会総合病院内科医員として勤務
1972年〜	岡山大学医学部病理学教室研究員として勤務
1975年〜	岡山県環境保健センター研究員として勤務
1989年〜	岡山県倉敷南保健所所長に就任
1991年〜	岡山県笠岡、高梁、勝英、真庭、津山、岡山市各保健所長として勤務
2006年〜	岡山県健康保険組合連合会指導医として勤務
2017年	退職

現在、岡山県在住。医師、医学博士、ヘルスプロモーター、カラーセラピスト、アロマアドバイザーという肩書で、講演活動を行なっている。保健所勤務中に虹色健康法を考案し、広めている。
著書に『虹色健康法』(2022年、文芸社)、『永久の恋人　愛と悲しみの軌跡』(桜庭未来、2021年、幻冬舎) がある。

写真：清澤研道、内藤允子
絵・デザイン画：Mari. Nishizawa. Boon

虹色健康法 2 音楽と色による心の回復

2023年10月15日　初版第1刷発行

著　者　内藤 允子
発行者　瓜谷 綱延
発行所　株式会社文芸社
　　　　〒160-0022　東京都新宿区新宿1-10-1
　　　　　　　電話 03-5369-3060　(代表)
　　　　　　　　　 03-5369-2299　(販売)

印刷所　図書印刷株式会社